OBSERVATIONS MÉDICALES

RECUEILLIES A L'HOPITAL SAINT-LOUIS, DANS LE
SERVICE DE M. LE DOCTEUR MANRY;

SUIVIES DE CONSIDÉRATIONS SUR LA NATURE DE LA MALADIE
ÉPIDÉMIQUE QUI RÈGNE A PARIS,

PAR H. MONTAULT,

Interne des hôpitaux de Paris, ex-élève de l'École pratique
et ancien aide de Clinique-Médicale de la Faculté de
Médecine, Membre de la Société Anatomique.

OBSERVATIONS

SUR

LA MALADIE ÉPIDÉMIQUE QUI RÈGNE A PARIS,

Recueillies à l'hôpital Saint-Louis, dans le service de M. le docteur MANRY ;

PAR H. MONTAULT,

Interne des hôpitaux de Paris.

———

OBS. I. *Érythème, Douleurs et Paralysie incomplète des pieds et des mains.*

Ledru (Anne-Virginie), âgée de vingt-six ans, culot-tière, domiciliée à Paris, rue de la Bûcherie, près du quai aux Fleurs, a été prise de bouffissure au visage avec symptômes d'embarras gastrique, le 15 avril dernier (1828). Ce n'est que quinze jours après qu'elle a ressenti à la paume des mains et à la plante des pieds des douleurs continues avec picotements et engourdissement ; elle habitait à cette époque un appartement nouvellement construit, dont les murs, suivant ce qu'elle rapporte, étaient enduits de salpêtre et pénétrés d'humidité. Des purgatifs, des pédiluves irritants, des sangsues aux cuisses, des bains de vapeur, l'exposition à la vapeur de plantes aromatiques, des bains simples lui furent administrés sans aucune espèce de succès avant son entrée à l'hôpital Saint-Louis, le 19 juillet, c'est-à-dire trois mois après l'invasion. Voici quel était alors son état : rougeur érythémateuse aux faces palmaire et plantaire des mains et des pieds ; douleurs des mêmes par-

ties, caractérisées par des élancements et des fourmillements; sueurs partielles des mêmes surfaces, et des-
quamation de l'épiderme, qui se termine subitement
au sillon qui sépare l'ongle de la pulpe digitale; paralysie
incomplète des pieds et des mains; impossibilité de se
livrer à la progression sans le soutien de béquilles; sensibilité obtuse des mêmes parties; point de coloration
accidentelle de la langue ni de la peau; aucune rougeur
des yeux (depuis le 19 juillet jusqu'au 4 septembre, la
malade a bu de la limonade, a pris des bains de vapeur
et des fumigations alcoholiques, sans que ces moyens
aient été suivis d'aucun changement). A la visite du 5,
elle se plaignit que ses douleurs avaient été beaucoup
plus vives durant la nuit : il est bon de noter que la
journée du jeudi 4 septembre avait été orageuse (infusion de tilleul et d'oranger, liniment volatil camphré,
fumigations alcoholiques; frictions avec le liniment
volatil, répétées cinq à six fois par jour le long de la
colonne vertébrale; bains de vapeur) : le traitement
était alors dirigé par M. François. Même état et même
prescription jusqu'au 9 (ce jour-là on fait appliquer
douze sangsues sur les dernières vertèbres dorsales);
très peu d'amélioration; jusqu'au 14 septembre, il ne
s'est présenté rien de nouveau à noter (depuis cette
époque jusqu'au 1er octobre, infusion de capillaire et
de sureau, frictions avec le liniment volatil; bains sulfureux, fumigations alcoholiques, et de plus, administration du musc en pilules à la dose d'un grain). Ces
divers moyens, employés avec persévérance, n'ont amené
que peu de changements favorables chez cette malade,
que le besoin de vaquer à ses affaires a forcée de quitter
l'hôpital à la fin du mois d'octobre. Cette femme est allée
rejoindre son mari, qui avait eu sa sortie quelques jours
auparavant : il avait présenté les mêmes symptômes que

celle-ci, avait été traité par les bains et le musc dont il
prit une quantité beaucoup plus considérable dans le
service de M. Lugol; et comme elle, il était incomplé-
tement guéri lors de sa sortie. Il avait pris aussi de la
strychnine.

Obs. II. *Érythèmes palmaire et plantaire ; Paralysie incomplète des pieds
et des mains.*

Marie Gonet, âgée de trente-quatre ans, journalière,
arrivant d'un village du département de l'Oise, est entrée
le 29 novembre 1828, à l'hôpital Saint-Louis, dans l'état
suivant : rougeur foncée de la face antérieure des mains
et des doigts ; couleur jaunâtre et épaississement de leur
épiderme ; ces parties exhalent une odeur acide ; douleurs lancinantes et paralysie incomplète, qui ne s'étend
pas au-delà des poignets ; les pieds sont absolument affec-
tés de la même manière ; sensibilité de ces parties affaiblie ; rougeur des yeux à son déclin ; point de coloration
noire de la peau ni de la langue ; état naturel du système
digestif et des autres appareils de l'économie. Interrogée
sur les circonstances de sa maladie, antérieures à son
arrivée à Paris, elle dit qu'elle est malade depuis trois
mois ; que ces symptômes se sont montrés trois semaines
après un accouchement naturel ; qu'ils ont envahi successivement les pieds, les mains et les yeux, sans avoir été
précédés d'aucun dérangement du côté des voies digestives ; qu'elle habite un logement fort humide au niveau
du sol ; qu'elle se nourrit de pain fait avec parties égales
de farine de froment et de seigle ; et que les moyens
employés dans son pays, consistant en bains simples et
aromatiques, en frictions avec divers onguents, et en
tisanes sudorifiques, n'ont rien changé à son état. Dans
la supposition qu'il y ait de l'analogie entre cette affection et la rachialgie métallique, on administre deux fois

de suite le traitement de la colique des peintres, dit le traitement de la Charité : cette médication n'a apporté aucun changement favorable ou désavantageux dans l'état de la malade : il est inutile de dire que ce traitement a été soigneusement suivi. Le 16 décembre, on commence à faire prendre des bains et des douches sulfureuses, et pour tisane une décoction de quinquina, dans laquelle on ajoute quatre gouttes d'alcali volatil par pinte (moyen employé par un auteur ancien dans l'ergotisme convulsif); le 12 janvier, aucun effet sensible n'a suivi l'emploi de ces moyens. Aujourd'hui on continue la même tisane avec augmentation de la dose d'alcali, et on met en usage les vésicatoires sur les parties latérales du rachis, en commençant par la nuque. On appliqua en outre deux cautères sur la région cervicale.

Nota. Le mari de cette femme est entré le même jour à l'hôpital, dans les salles de M. Lugol, qui lui fait administrer l'infusion de tilleul et de feuilles d'oranger, le vin de quinquina et les bains sulfureux, moyens qui ont singulièrement amélioré son état; mais il est à remarquer que les symptômes de la maladie, la rougeur des yeux exceptée, étaient moins prononcés chez lui.

Ces deux malades sont sortis après un séjour de trois mois à l'hôpital : l'état de la femme Gonet était à peu près le même que lors de son entrée; la santé de son mari avait éprouvé une amélioration notable.

Obs. III. *Élancements, picotements palmaire et plantaire, rougeur des yeux, enduit noirâtre de la langue, paralysie incomplète. Catarrhe bronchique. Sueurs générales.*

Le 11 novembre 1828, a été reçue à l'hôpital Saint-Louis la nommée Porcher (Louise-Marie), âgée de cinquante-huit ans, couturière, domiciliée rue des Fossés du Temple. Elle raconte qu'elle habitait une rue et une chambre à l'entresol, fort humides, lorsqu'elle fut prise successivement, dans les premiers jours de septembre, de congestion cérébrale, de catarrhe pulmonaire intense, de rougeur aux yeux, d'inappétence, d'embarras gastrique, pour lequel on lui a fait prendre l'émétique ; de douleurs avec élancements aux pieds, aux jambes et jusqu'aux cuisses ; de paralysie incomplète des doigts, des poignets et des membres inférieurs ; de sueurs générales ; de sensibilité extraordinaire des extrémités. Le lendemain de son entrée, il fut facile de constater la présence de tous ces symptômes, et de plus celle d'un enduit épais, absolument de couleur de suie, sur la face dorsale de la langue. Les sueurs ne permettant pas l'usage des bains, M. Manry prescrivit l'eau de veau émétisée pour boisson, et un julep adoucissant pour le soir. Le 23, on essaie sur les pieds et les mains l'application de compresses imbibées d'eau végéto-minérale froide. Le 25, l'enduit noirâtre de la langue a tout-à-fait disparu. Le 28, on remplace l'application d'eau végéto-minérale par celle de la glace ; ce topique ayant déterminé une réaction fort pénible, est suspendu. Le 1er décembre, l'irritation bronchique persistant, on prescrit : mauve émulsionnée, looch blanc, julep béchique. Le 13, le pharmacien en chef de l'hôpital commence sur les doigts et les poignets l'application d'une pommade jouissant d'une action salutaire dans les affections rhumatismales. Le 22, les mouvements de ces parties sont beaucoup plus faciles ; cependant, le 27, la malade ne veut plus supporter cette application. Cette amélioration à part, elle se trouve à peu près dans le même état : chez elle, comme chez la malade qui précède, on employa les vésicatoires volants le long du rachis. Aujourd'hui, 13 avril, on est encore à la recherche de moyens qui puissent la soulager.

Obs. IV. *Douleurs et Érythème des pieds et des mains. Coloration en noir de la peau.*

La nommée Lamy (Anne-Pierrette), âgée de quarante-quatre ans, polisseuse sur or et sur argent, habitait, dans le quartier de la Grève, la rue Jean-Pain-Mollet, lorsqu'elle fut prise de coliques et de diarrhée. A la suite d'un bain simple, qui lui avait été ordonné pour ces coliques, elle éprouva tout à coup des douleurs avec élancements aux jambes et à la plante des pieds ; un léger gonflement du visage coïncidait avec l'apparition de ces douleurs (des frictions avec l'eau-de-vie camphrée et du savon sur les endroits douloureux, deux saignées du bras, des sangsues au siége, des tisanes avec le chiendent et la pariétaire nitrés, n'arrêtèrent point la maladie) : ce n'est que deux mois plus tard que de semblables douleurs, accompagnées d'engourdissements, ont occupé la paume des mains ; et quatre mois après l'apparition des premiers symptômes, la peau commença à se couvrir d'une production tirant sur le brun dans quelques endroits, et tout-à-fait noire dans quelques autres. Cette malade ayant épuisé le peu de ressources qu'elle avait, fut reçue à l'hôpital le 14 août 1828. Ce qu'il y a à remarquer, c'est que huit jours auparavant, son mari en était sorti, et avait présenté absolument les mêmes symptômes, à l'exception toutefois de la production noire. Tous les lits des autres salles étant occupés, Lamy resta durant quatre jours dans celle réservée au traitement de la gale, où la limonade, des bains émollients et des cataplasmes de même nature lui furent administrés. Remontée le 18 août à la salle Sainte-Marthe, voici quel était son état : rougeur un peu brunâtre à la paume des mains et à la plante des pieds ; gonflement léger du tissu cellulaire sous-cutané de ces parties, et diminution dans la sensibilité ; coloration noire existant aux jambes, aux cuisses, au ventre, à la poitrine et sur les bras, se détachant par exfoliation ; du reste, langue naturelle, et toutes les autres fonctions en bon état. Du 18 août au 3 septembre, la malade a bu de la limonade et pris des fumigations alcoholiques, sans éprouver de changements à sa position. Du 3 septembre au 8 septembre, infusion de tilleul et d'oranger, frictions avec axonge et baume tranquille sur les poignets et les coude-pieds, manuluves et pédiluves avec l'eau de son et de têtes de pavot. Le 8 septembre, les lotions avec l'eau végéto-minérale sont substituées à celles primitivement employées ; du reste, mêmes moyens. 13 septembre, infusion de sureau et de capillaire ; bains de jambes avec l'eau de son et de têtes de pavot ; frictions avec la pommade opiacée suivante : axonge, ℔j, et extr. g. d'opium, ʒj.; mêmes prescriptions jusqu'au 15, et de plus, julep avec l'eau de fleur d'oranger et teinture de quinquina, gutt. x. Le 20, mêmes moyens, et de plus, vin amer, ʒj le matin. Le 24 septembre, tous ces moyens n'ayant amené aucun succès, la malade est mise aux bains sulfureux, qu'elle continua jusqu'au mois de novembre, époque où elle est sortie délivrée de la coloration accidentelle qu'elle portait sur presque toute la surface du corps, mais peu ou point soulagée de la maladie des pieds et des mains.

Des Observations qui précèdent, je conclus, 1°. que les élancements, les fourmillements, l'exaltation ou la diminution de la sensibilité, la faiblesse de la contractilité musculaire, doivent être regardés comme des phénomènes constants dans l'épidémie de Paris ; 2°. que l'érythème, la coloration noire, l'épaississement de l'épiderme, les irritations des muqueuses peuvent manquer quelquefois : on peut ajouter à cet ordre de symptômes , les sueurs partielles ou générales ; 3°. qu'ici le développement de la maladie a toujours coïncidé avec l'action prolongée de l'humidité ; 4°. enfin, qu'aucune des malades dont il a été question n'a pu être amenée à guérison complète.

Quelle peut donc être la nature de cette affection qui prend des formes si insolites ? Est-ce un ergotisme convulsif ? Mais je ne sache point qu'on ait encore observé d'opisthotonos comme se rapportant à l'épidémie actuelle. Faut-il la rapporter aux affections rhumatismales occasionnées par la prolongation des pluies et de l'humidité [1] ? Dans tous les cas, on serait forcé d'avouer que c'est un rhumatisme d'une forme nouvelle. Faut-il, avec M. Récamier, lui donner le nom de *morbus raphaniformis*, par l'analogie qu'elle aurait avec une maladie, désignée par Linné sous le nom de *convulsio raphania*, et produite par les semences du *raphanum raphanistrum*, mêlées aux céréales ? Dans une lettre, en date du dernier jour de novembre, adressée à M. le rédacteur de la *Gazette de Santé*, je cherchais à montrer sa très grande analogie, sinon son identité avec la colique de Poitou décrite par Citois. Ce sont ces rapprochements qui n'ont été exposés que très sommairement dans un numéro de ce journal du mois de décembre, c'est-à-dire plus de trois semaines après que j'en avais fait part à plusieurs personnes, et notamment à MM. les docteurs Manry et François, que je me propose de reproduire ici, en établissant que c'est une véritable *rachialgie végétale*, comme la nommaient Sauvages et Astruc. Il suffira pour

---

[1] M. François, qui a pratiqué dans les Antilles, croit avoir reconnu la même forme d'une affection rhumaismale commune, après la saison pluvieuse, chez des nègres qui habitent des cases placées dans les lieux bas et humides.

cela de montrer que les symptômes reconnus aujour-d'hui pour pathognomoniques dans l'épidémie de Paris, sont exactement ceux de la colique décrite par Citois et le célèbre Tronchin.

1°. La nature épidémique ne peut être un seul instant contestée : *Quam epidemicam, sive popularem dicimus, quoniam in vulgus grassatur...* (Citois, p. 11.)

2°. Les fourmillements et les élancements ne sont point des symptômes nouveaux : *Nunc verò nobiscum mitiùs agere videtur... præter paucas admodùm cutis puncturas...* (Citois, p. 60.)

3°. Il en est de même pour les phénomènes fournis par la sensibilité et la contraction musculaire, comme cela devient évident par les passages suivants : *Cubiti et manuum, tibiarum et pedum, metus perit, integro tamen sensu, eòque veluti pungentis acus...* (Citois, p. 7.) Ibidem : *Nec desunt quibus plantarum dolores crudelissimi, motu illæso, ventris dolores sequantur....* Il serait inutile de multiplier ces citations, car les symptômes secondaires n'ont pas besoin d'être soumis à un semblable examen, étant moins constants, de l'aveu de tous les praticiens. Cependant, peut-on ne pas remarquer combien ce passage exprime l'état de l'épidémie actuelle : *In mulieres crudeliùs sævit... etsi rariùs illæ morbo corripiantur* (Citois, p. 59), quand on remarque tous les jours que les hommes fournissent un bien plus grand nombre de victimes [1] ? Une objection se présente ici naturellement à

[1] Dans une notice publiée par M. François, il résulte d'un relevé fait au bureau central, que, depuis le 1er juillet jusqu'au 24 novembre 1828, il a été reçu cent quarante-six personnes, dont cent dix-sept hommes et vingt-neuf femmes. La gravité et la persistance des symptômes, dans les quatre observations que j'ai rapportées, prouvent assez bien, ce me semble, la première vérité exprimée dans ce passage.

l'esprit : qu'on n'observe point, dans la maladie que je cherche à assimiler à la rachialgie végétale, les coliques atroces qui, dans celle-ci, précédaient et surpassaient presque toujours en intensité les autres symptômes. Ceci est une vérité, mais ne détruit en rien ce qui a été avancé plus haut. En effet, je dirai avec Laennec (*Leçons orales au collége de France*), qu'une rachialgie est une maladie dont le siége principal se trouve dans le système nerveux cérébro-spinal, avec symptômes variés du côté de l'appareil intestinal. Or, de ce qu'aujourd'hui les symptômes abdominaux présentent moins d'intensité, puisque quelquefois même ils manquent entièrement, tandis qu'autrefois ils faisaient le caractère de la maladie ; de ce que, d'autre part, c'est la proposition inverse qu'il faut établir pour les symptômes nerveux, peut-on conclure de là qu'il y ait défaut de parité ? Cette conséquence ne serait pas rigoureusement déduite. L'opinion que je cherche à établir ici est aussi celle de M. le professeur Cayol, qui paraît avoir obtenu un assez grand nombre de succès, en ayant recours à un mode de traitement basé sur cette analogie. On a pu voir toutefois l'inefficacité sur la malade qui fait le sujet de la deuxième observation du traitement de la colique des peintres, comme il est administré à la Charité. Citois conseille surtout, comme moyen extrême, le changement d'air, de nourriture et d'habitation. Entr'autres observations, M. Hervez de Chégoin a cité celle d'un domestique de la rue Bourbon, soulagé de douleurs plantaires qui duraient depuis deux mois, pour avoir accompagné ses maîtres aux bains de mer. Citois conseille encore les bains de rivière : peut-être n'a-t-on pas assez insisté sur l'usage des bains froids, quand la température de l'atmosphère ne s'opposait pas à leur emploi ? M. Sarlandière a le dessein d'appliquer l'électro-

acupuncture aux paralysies rebelles à toutes les médica-
tions : peut-être ce moyen serait-il suivi de succès.

Relativement aux causes occasionnelles, même igno-
rance absolument qu'autrefois, comme le prouve ce passage de l'auteur si souvent cité : *At miasmata et inqui-
namenta ex maligno, ut plurimùm, syderum aspectu... in
aere generantur...* (p. 19.) Qu'observe-t-on aujourd'hui
sur la durée de l'épidémie actuelle ? On peut encore ré-
pondre avec Citois : *Quandò desiturus sit, ignoratur...*
(p. 24.)

OBSERVATIONS

SUR DIVERSES ALTÉRATIONS ORGANIQUES REMARQUABLES.

*Tumeur fongueuse de la base du cerveau avec Compres-
sion des nerfs de la cinquième paire, Tic douloureux de la face, et Lésion consécutive de l'œil correspondant.*

Marguerite Maillard, âgée de cinquante-trois ans,
blanchisseuse, a été renversée, en 1823, sur le pavé
de la rue Saint-Martin, par un cheval fougueux qu'en-
traînait une course rapide. Elle a été bien guérie des
contusions causées par cette chute ; mais elle a depuis
toujours conservé des douleurs de tête continuelles,
douleurs qui dégénérèrent bientôt en une véritable cé-
phalée, sous l'influence des contrariétés et du chagrin
qu'elle éprouva en se voyant abandonnée subitement
de l'un de ses fils. Traitée durant quatre mois à l'Hôtel-
Dieu, sans en avoir retiré beaucoup d'amélioration, elle
en sortit et fut reçue, le 7 février 1828, à l'hôpital Saint-
Louis : outre la douleur qu'elle a toujours ressentie et

qu'elle rapportait à la base du crâne, elle éprouvait des accès dans lesquels l'œil droit et tous les traits du même côté de la face s'agitaient convulsivement ; des cris étaient arrachés à la malade, ou bien ses paroles dénotaient le trouble des idées ; les larmes et la salive coulaient abondamment : ces symptômes, qui duraient ordinairement une demi-heure, quelquefois davantage, étaient donc ceux d'un tic douloureux. Ce fut aussi contre cette maladie qu'on dirigea tous les efforts de guérison (eau de veau émétisée, saignées du pied, vésicatoire à la nuque, douches et bains de vapeur, oxycrat sur le front, potions avec la digitale pourprée, pilules avec l'extrait gommeux d'opium, avec le sulfate de quinine, la thridace : ces dernières étaient les plus efficaces pour obtenir la rémission). Dans l'intervalle des accès, la locomotion était conservée, un peu affaiblie cependant dans les membres inférieurs ; la tête n'était mue que difficilement : il y avait du vomissement et de la diarrhée ; du reste, aucune paralysie partielle ou générale ; les facultés instinctives et intellectuelles ne présentaient rien d'anormal. Les divers moyens indiqués plus haut furent successivement employés durant sept mois, sans apporter de changement dans le retour et l'intensité des accès, qui finirent par amener un état comateux et la mort, le 9 novembre 1828.

Dix jours avant le terme fatal, l'œil droit avait commencé à être sensiblement altéré : il y avait rougeur et boursouflement de la conjonctive, obscurcissement de la cornée transparente qui paraissait desséchée comme un morceau de parchemin ; cet œil restait constamment ouvert.

Autopsie du cadavre faite trente heures après la mort.

Aspect général. Amaigrissement et émaciation; l'œil droit présente les altérations déjà notées.

Tête. 1°. Crâne. La boîte osseuse ouverte, les membranes du cerveau incisées, celui-ci légèrement soulevé, on aperçoit dans la fosse cérébrale postérieure, au niveau des trous auditif interne et déchiré postérieur, une dépression creusée dans le rocher : sa forme est ovalaire; son grand diamètre, parallèle au bord supérieur de cet os, a un demi-pouce de longueur, son petit diamètre quatre lignes; sa profondeur est de trois lignes au niveau du trou auditif interne : cette dépression loge en partie une tumeur dont il va être maintenant question.

2°. Cerveau. Au-devant de la face inférieure du cervelet, à droite du mésocéphale, et au-dessous de sa cuisse droite, ou prolongement postérieur droit, existe une tumeur grosse comme une noix, à peu près circulaire dans sa circonférence, d'un rouge violacé; elle est légèrement aplatie suivant son épaisseur, et présente un pouce d'étendue dans toutes ses autres dimensions; sa position est celle-ci : appuyant en bas sur la dépression de la fosse occipitale postérieure, sur les quatre paires de nerfs qui s'y rencontrent, et, de plus, sur le bord supérieur du rocher, elle est en rapport en haut avec la partie latérale droite du mésocéphale et sa cuisse droite, qui présentent des altérations qui seront décrites plus bas; elle est bornée en dedans par le mésocéphale, en dehors par le lobe postérieur droit du cerveau, en avant par le lobe moyen et le bras droit de la protubérance annulaire, en arrière par le lobe droit du cervelet. Inégalement bosselée à sa circonférence , dure au toucher, elle est libre dans toute sa surface, excepté

en arrière et en haut, où elle n'a qu'une adhérence mé-
diate avec le lieu de réunion du mésocéphale et du cervelet ; sur sa face inférieure rampent la cinquième paire
de nerfs, qui est évidemment aplatie, la septième et la
huitième paire (portion dure, portion molle des ana-
tomistes), qui sont également comprimées et semblent
confondues avec la tumeur ; celle-ci présente à l'incision
une substance fibreuse lardacée, de consistance assez
forte pour la faire crier en quelques endroits sous le
scalpel, présentant çà et là des petits points rougeâtres,
violacés, en un mot, l'aspect d'une tumeur fongueuse.
Le mésocéphale, déjeté à gauche, est ramolli et jaunâtre
dans sa partie latérale droite, ainsi que son prolongement postérieur du même côté. Glande pinéale saine,
ainsi que le reste du cerveau. Une très grande quantité
de sérosité dans les ventricules latéraux : il est à remarquer qu'il s'en trouvait très peu dans les membranes
du rachis, ce dont la compression de la tumeur rend
bien compte, puisque, à cause d'elle, ce fluide né pou-
vait passer du quatrième ventricule par le canal de
M. Magendie, ni même des ventricules latéraux dans
ce quatrième ventricule.

3°. Membranes du cerveau. Ces membranes sont généralement saines, excepté au niveau de la dépression
du rocher où la dure-mère et le feuillet crânien de l'a-
rachnoïde sont détruits.

4°. Nerfs encéphaliques. Ces nerfs examinés d'abord
dans l'espace intrà-cranien, c'est-à-dire depuis leur ori-
gine jusqu'aux ouvertures qui leur livrent passage, paraissent tous sains, à l'exception, comme il a été dit plus
haut, de la cinquième, de la septième et de la huitième
paire ; la cinquième aplatie est infiltrée, ainsi que le
renflement qui fournit les trois branches, ophthalmique,
maxillaires supérieure et inférieure ; suivant M. Ma-

gendie, cet état d'infiltration existe chez tous les sujets pour le renflement gangliforme de la cinquième paire, et ne doit pas être considéré, par conséquent, comme un effet pathologique ; la septième et la huitième paire font, pour ainsi dire, partie de la tumeur, dont elles côtoient le bord interne et la face inférieure avant d'arriver au trou labyrinthique. Les nerfs crâniens sont ensuite examinés dans le reste de leur trajet : les première, deuxième, troisième, quatrième, cinquième et sixième paires ne présentent aucune altération sensible ; les branches de la cinquième paire surtout ont été suivies à droite et à gauche comparativement sans présenter aucune différence. La branche ophthalmique a été examinée avec soin et dans l'intérieur de l'orbite et jusque dans le globe oculaire, sans que la vue y ait pu découvrir d'altération : il en a été de même pour le ganglion ophthalmique. La septième paire droite est plus petite en volume que celle du côté opposé ; les cinq dernières paires, acoustique, glosso-pharyngien, pneumogastrique, hypoglosse, spinal, ne présentent rien à noter ; il en est de même du lingual de la cinquième paire : cependant il y avait eu durant la vie de la difficulté dans la déglutition.

Thorax. Poumons sains dans leur partie antérieure et supérieure, fortement engoués dans leur partie postérieure. Il faut remarquer que le décubitus avait toujours été dorsal. Petitesse du cœur et amincissement de ses parois.

Abdomen. L'estomac présente une teinte marbrée, surtout au grand cul-de-sac ; les intestins grêles ont diminué de capacité et d'épaisseur, au point que leurs tuniques semblent réduites à la séreuse ; rate ramollie et comme putrilagineuse ; vésicule remplie d'une bile noirâtre abondante ; tous les autres viscères sont sains.

Réflexions.

Un grand nombre de considérations découlent de ce fait intéressant. D'abord on voit pleinement confirmée par l'anatomie pathologique cette expérience faite, il y a plusieurs années, par M. Magendie, que la cinquième paire de nerfs concourt à la vision ; ici cette paire était fortement comprimée et aplatie, et la vue a été lésée. Encore quelques jours de retard dans l'approche de la mort, et nul doute que la cornée transparente ne se fût ulcérée. La diminution de volume observée pour la septième paire de nerfs (facial), même au-delà du trou stylo-mastoïdien, rend également bien compte des phénomènes morbides qu'éprouvait la face du côté correspondant. Mais après ces deux remarques de physiologie pathologique, ce fait laisse encore à désirer. Les douze paires de nerfs, à l'exception de la première et des deux dernières, pouvaient être comprimées. Comment se fait-il qu'on n'ait pas eu occasion d'observer des phénomènes morbides plus nombreux ?

La position de la tumeur sur le trou déchiré postérieur n'aurait-elle pas dû causer la compression de la veine jugulaire interne, et amener les accidents qui résultent de la difficulté du retour du sang veineux ? à moins que la languette osseuse qui sépare cette veine de la partie antérieure du trou déchiré postérieur ne l'ait mise à couvert de la compression. D'où vient encore que le mésocéphale et son prolongement postérieur droit, cette partie centrale de la masse encéphalique comprimée et ramollie, n'a pas révélé sa lésion par quelque phénomène qui affectât l'économie tout entière ? Le médecin physiologiste doit se résoudre long-temps encore à rencontrer sur le même sujet des symptômes sans altération apparente pour les expliquer, des lésions organiques sans phénomène antérieur qu'on puisse convertir en signe de ces lésions. Concluons enfin de ce fait combien est obscur le diagnostic des tumeurs fongueuses développées à la base du cerveau ; combien doit être plus difficile encore, pour ne pas dire impossible, la guérison, quand elles occupent un tel siége.

Tumeur squirrho-fibreuse de la matrice, avec complication d'ascite, arrivée au plus grand degré de développement sans donner aucun signe de douleur.

Marsan, âgée de trente-neuf ans, portière, a eu plusieurs enfans qui n'ont pas vécu. Les mauvais traitements qu'elle a essuyés de la part de son mari ont beaucoup contribué à altérer sa santé par le chagrin qu'elle en a éprouvé. Entrée une première fois à l'hôpital Saint-Louis, en mai 1828, pour une ascite qui durait depuis un mois, elle en est sortie notablement soulagée au bout de six semaines. La collection séreuse ayant reparu, la malade a été reçue une seconde fois à la salle Sainte-Marthe le 16 août suivant. Elle présentait l'état suivant : amaigrissement et altération du visage ; distension énorme du ventre par un liquide dont la présence dans la cavité péritonéale est rendue manifeste par la fluctuation qu'on éprouve par la percussion ; dyspnée, catarrhe chronique, constipation, insomnie habituelle. (Chiendent et pariétaire nitrés, eau de Seltz, vin blanc, purgatifs, pilules avec l'extrait de digitale, julep nitré avec la teinture de digitale, frictions scillitiques, vésicatoire à une jambe.) Tous ces moyens, employés avec persévérance,

n'ont pu empêcher les progrès de la collection aqueuse,
et le 7 septembre la ponction a été pratiquée pour pré-
venir une suffocation imminente ; par cette opération,
qui ne présenta rien de remarquable, on retira un plein
sceau d'une sérosité limpide ; la malade fut sensiblement soulagée ; l'affaissement du ventre fit reconnaître
une tumeur mobile dans la région hypogastrique, exactement placée sur la ligne médiane ; cette tumeur sem-
bla appartenir à l'un ou à l'autre ovaire ; son apparition
remontait à six ans ; elle n'avait jamais déterminé de
douleur, à moins qu'on ne regarde comme telle un
sentiment de pesanteur dans l'hypogastre ; le toucher
n'en fournissait aucun indice. (Petit-lait, eau de Seltz,
vin blanc, bols savonneux nitrés ; M. François prescrit
8 grains de thridace de deux heures en deux heures.) Le
lendemain 16 septembre, mieux, insomnie diminuée ;
rien de particulier jusqu'au 24 ; ce jour-là se passa
comme tous les autres ; on remarqua seulement que la
malade avait plus mangé que de coutume. Le lendemain matin elle parlait encore à ses voisines à cinq
heures ; à cinq heures et demie elle n'existait plus.

Ouverture du cadavre vingt-six heures après la mort.

Habitude extérieure. Congestions sanguines des parties supérieures causées, comme chez les noyés, par le
développement des gaz intestinaux.

Crâne. Aucune lésion pathologique digne d'être
notée.

Thorax. Poumons parfaitement sains ; légère hyper-
trophie générale du cœur.

Abdomen. La partie la plus élevée du ventre est surtout distendue par des gaz ; à l'ouverture de cette cavité il s'écoule peu de sérosité ; tous les intestins sont

également distendus, effet de la décomposition ; la tumeur hypogastrique, dont le volume égale celui de la tête d'un enfant de cinq à six ans, prend naissance dans l'épaisseur même de la matrice, dont il est facile de l'enlever par énucléation ; cette tumeur comme lardacée, presque cartilagineuse, contient plusieurs petites loges qui renferment, les unes de la sérosité pure, les autres de la sérosité sanguinolente ; l'intérieur de l'organe utérin ne présente aucune altération ; sa cavité est de forme triangulaire comme dans l'état d'anatomie normale ; les deux ovaires, qu'on distingue très-bien, sont tout-à-fait sains ; le péritoine est généralement sain, excepté sur la face convexe du foie, où l'on remarque des adhérences entre les surfaces contiguës ; ce dernier organe, d'une couleur grisâtre, présente une consistance plus marquée que dans l'état ordinaire ; la rate est saine ainsi que les reins ; l'estomac, énormément distendu par des gaz, ne présente point d'altération sensible ; il ne contient que peu de matière liquide ; il n'en est pas ainsi du duodénum et du jéjunum, qui sont presque remplis par une matière chymeuse, de consistance de chocolat, en ayant la couleur, exhalant un odeur aigre ; l'iléon et les gros intestins ne paraissent point altérés.

La grande quantité de matière liquide trouvée dans la partie supérieure des intestins grêles était vraisemblablement le produit de la nourriture abondante que la malade avait prise dans les derniers jours de sa vie. Peut-être aussi est-ce à cet engouement des voies digestives qu'il faut attribuer la mort, puisqu'on ne trouva aucune autre lésion à laquelle on pût l'attribuer.

Observations sur l'emploi de l'Iode *dans le traitement de la Goutte et des Rhumatismes chroniques.*

L'iode est un médicament nouveau, dont l'action sur les glandes a été bien constatée. M. Richond en a retiré de bons effets contre la maladie vénérienne. M. Gendrin vient d'appeler l'attention des pathologistes sur son administration dans les affections goutteuses; l'analogie de siége entre ces affections et les rhumatismes articulaires, portait à croire qu'il peut devenir utile dans ces derniers cas : c'est ce que confirment les observations suivantes.

Obs. I. *Rhumatisme articulaire général : Pommade d'hydriodate de potasse iodurée, en frictions, sur les articulations affectées. — Guérison.*

Henriette Roland, couturière, âgée de vingt-six ans, domiciliée à Paris, rue de Cléry, sujette aux douleurs rhumatismales, en a été atteinte le 6 août 1828, dans les articulations des phalanges digitales, des poignets, des épaules, des genoux et des hanches; ces douleurs parurent céder un instant à l'emploi de la saignée générale, de l'émétique, des bains simples, et à l'application de sangsues à la vulve, et de cataplasmes; cependant, quinze jours après, elles reparurent avec une nouvelle intensité, et forcèrent la malade à entrer à l'hôpital le 2 septembre suivant. Du petit-lait, des sangsues et des cataplasmes sur le genou droit et le poignet gauche furent les premiers moyens qu'on mit en usage; les douleurs persistant, bien que l'état inflammatoire fût calmé, M. François prescrivit une infusion de capillaire et de fleurs de sureau, xij pilules de thridace, et la pommade suivante pour être employée en frictions sur les articulations douleureuses :

Axonge. . . . . ℥ j ß
Hydriodate de potasse. . . . . . g̃ xxxx
Baume tranquille. . . . . ℨ ij
Iode. . . . . Ɔ j

La dose fut d'abord portée à ℨ ß par friction ; le
9 septembre, trois jours après qu'on eut commencé l'u-
sage de cette pommade, mieux ; les douleurs sont moins
vives, le sommeil a été plus long, ce qui, du resté, peut
être attribué à l'action de la thridace ; le 19, la malade
ne ressent plus de douleurs qu'aux épaules, et l'hydriodate de potasse est porté à la dose d'un gros dans la
pommade ; celle-ci est supprimée pendant un mois, pour
laisser le temps d'obtenir la guérison d'une petite dartre
squameuse (eczema chronique) survenue à la région du
dos, guérison pour laquelle on eut recours aux bains
simples, et à l'iodure de soufre en frictions ; le 1er novembre, la malade fut remise à l'usage de la première
pommade avec l'hydriodate de potasse ; des pédiluves
sinapisés, répétés soir et matin, et des sangsues à la
vulve, rappelèrent les règles, qui n'avaient point paru
depuis le commencement de la maladie, et la femme
Roland sortit en parfaite guérison le 26 novembre.

Dans ce fait, on se rend compte jusqu'à un certain
point, de l'efficacité de l'hydriodate de potasse incor-
poré à l'axonge, et employé en frictions sur les articulations frappées de rhumatisme ; je dis jusqu'à un certain
point, parce que tout le monde sait que le plus ordinairement le rhumatisme articulaire disparaît sous l'influence du repos, au bout d'un certain temps de l'emploi
de tisane sudorifique, de saignées générale et locale, et
de bains, bien qu'ici les bains n'aient été mis en usage
qu'après une très grande rémission dans les douleurs.

Obs. II. *Douleurs arthritiques avec gonflement atonique des poignets : Frictions avec la pommade d'hydriodate de potasse iodurée : Amélioration. Gastrite chronique.*

La femme Bérigny (Élisabeth), domiciliée à Paris, rue du faubourg du Temple, n° 67, a été autrefois dans l'aisance, et a éprouvé beaucoup de contrariétés et de mauvais traitements de son mari, qui a dissipé toute sa fortune ; ce changement de fortune en amena un autre dans sa condition, et cette femme, aujourd'hui âgée de soixante-dix ans, a été obligée de se mettre institutrice. Elle avait toujours joui d'une bonne santé, lorsqu'en janvier 1827, elle fut prise des symptômes suivants : douleurs arthritiques dans le poignet et les articulations phalangiennes de la main gauche (frictions avec le baume tranquille et l'huile de lavande sans succès) ; saignée du bras gauche, à la suite de laquelle le poignet droit a été pris (bains locaux dans la décoction de têtes de pavots) ; douleurs de même nature dans les principales articulations du bras gauche, qui est raccourci ; gonflement atonique des deux poignets ; anorexie, faiblesse dans les digestions, sensation d'une barre dans la région épigastrique, etc., telle est la double maladie pour laquelle elle fut reçue dans le service de M. Manry, le 25 février 1828. (Bains de vapeur, fumigations aromatiques, frictions opiacées, potions calmantes, vin de quinquina, bols de thériaque, extrait gommeux d'opium en pilules, trente verres d'eau presque bouillante ou le remède de M. Cadet, emplâtre de thériaque sur la région de l'estomac, tels furent les moyens qu'on essaya successivement avec peu d'amélioration, du 23 février au 2 septembre.) M. François, qui faisait alors la visite, soumit la malade au traitement suivant :

infusion de tilleul et feuilles d'oranger, juleps avec eau de fleur d'oranger, ℥ j; frictions sur les poignets avec la pommade d'hydriodate de potasse iodurée, vésicatoire volant sur la région épigastrique; le 10, le gonflement des poignets était un peu diminué, les douleurs moins vives, l'appétit est un peu revenu. Ces moyens sont continués jusqu'au 10 octobre; à cette époque, les douleurs des doigts et des poignets sont à peu près disparues (infusion de camomille et de sureau, juleps anodins, une pilule d'un ℈ d'extrait gommeux d'opium); même état et mêmes prescriptions jusqu'au 15 novembre (eau de Seltz contre l'affection chronique de l'estomac, ℈ ij d'extrait gommeux d'opium en pilules; on remet en usage la pommade iodurée); ces moyens sont continués jusqu'au 1ᵉʳ décembre; à cette époque le gonflement est réduit à peu de chose, et les douleurs sont nulles; on cesse l'emploi de la pommade. Cette grande amélioration s'est soutenue, et aujourd'hui, 12 décembre, la malade n'est plus tourmentée que de l'affection de l'estomac, contre laquelle on administre, tour à tour, l'eau de Vichy, le vin de quinquina, l'extrait gommeux d'opium.

La pommade d'hydriodate de potasse iodurée, employée dans la dernière maladie dont on vient de lire l'observation, se composait des éléments et doses suivantes :

Axonge récente. . . . . ⎫
Baume tranquille. . . . . . . ⎬ āā ℥ß
Hydriodate de potasse. . . . . . . ℨ j
Iode. . . . . ℈ j

et différait peu, par conséquent, de celle employée par
M. Lugol, contre les affections scrofuleuses, dans laquelle le baume tranquille ne se trouve point, et la
quantité d'iode pour la plus forte dose est de $\tilde{g}$ xij.

DE L'IMPRIMERIE DE CRAPELET,
RUE DE VAUGIRARD, N° 9.